BEI GRIN MACHT SICH IHR WISSEN BEZAHLT

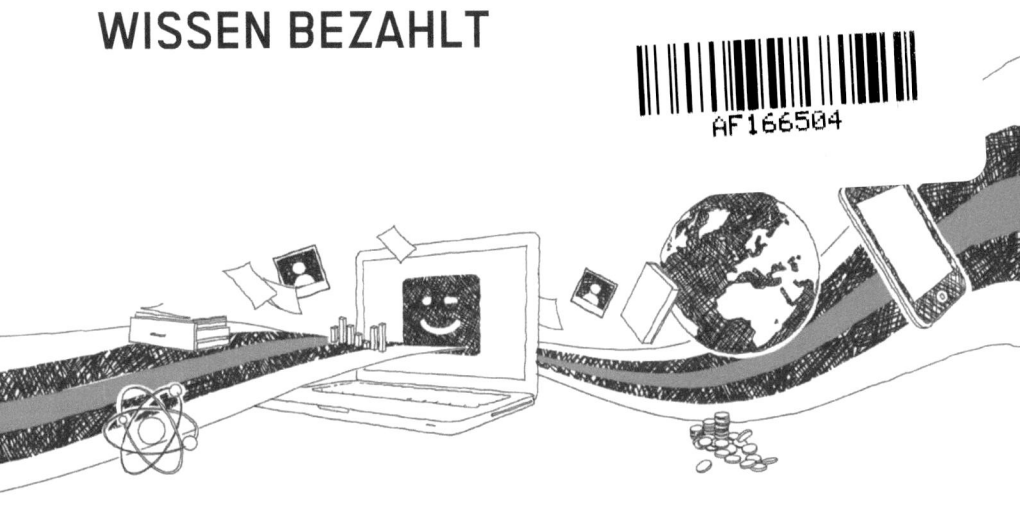

- Wir veröffentlichen Ihre Hausarbeit, Bachelor- und Masterarbeit

- Ihr eigenes eBook und Buch - weltweit in allen wichtigen Shops

- Verdienen Sie an jedem Verkauf

Jetzt bei www.GRIN.com hochladen und kostenlos publizieren

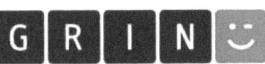

Erstellung eines Strategieberichts für eine Praxis für Ernährungsberatung in Stuttgart

Tobias Zimmermann

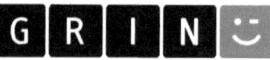

Bibliografische Information der Deutschen Nationalbibliothek:

Die Deutsche Nationalbibliothek verzeichnet diese Publikation in der Deutschen Nationalbibliografie; detaillierte bibliografische Daten sind im Internet über http://dnb.d-nb.de abrufbar.

ISBN: 9783346977465
Dieses Buch ist auch als E-Book erhältlich.

Druck und Bindung: Books on Demand GmbH, Norderstedt Germany
Gedruckt auf säurefreiem Papier aus verantwortungsvollen Quellen

Das vorliegende Werk wurde sorgfältig erarbeitet. Dennoch übernehmen Autoren und Verlag für die Richtigkeit von Angaben, Hinweisen, Links und Ratschlägen sowie eventuelle Druckfehler keine Haftung.

Das Buch bei GRIN: https://www.grin.com/document/1420322

Inhaltsverzeichnis

1 Darstellung der Ausgangssituation

1.1 Wahl des Standortes

Die international agierende Unternehmensgruppe „Nutrition – just in time" plant die Eröffnung einer weiteren Praxis in der Friedrichstraße 6, 70174 Stuttgart. Der Standort liegt sehr zentral am Hauptbahnhof Stuttgart und dem Standkern allgemein, was die generelle Erreichbarkeit sehr gut gewährleistet (Google, 2021). Der bedeutendste Faktor für die Standortwahl im Zentrum liegt darin, dass der Großteil der Zielkundschaft im Management bei den Firmen Bosch, Porsche und Daimler arbeitet. In Stuttgart ist die Anordnung dieser Werke nicht zentral. Porsche und Bosch liegen eher nördlich des Stadtkerns und Daimler hingegen eher östlich. Daher ist mit der zentralen Lage eine für alle Parteien sehr gut zu erreichende Örtlichkeit gewählt worden. Die Praxis ist vom Boschwerk in 17 Minuten, vom Porsche Werk in 16 Minuten und vom Mercedes Werk in 15 Minuten zu erreichen (Google, 2021). Des Weiteren ist die Nähe zu den zwei zentral gelegenen Krankenhäusern, dem Diakonie-Klinikum Stuttgart sowie dem Katharinenhospital hervor zu heben. Die Bedeutung der Lage nahe diesen Einrichtungen für das präventive Angebot der Praxis wird an anderer Stelle erläutert. In der folgenden Abbildung wird der potenzielle Standort der Praxis dargestellt. Zur besseren Übersicht werden die Werksgebiete von Bosch, Porsche und Mercedes dargestellt. Das schwarz eingezeichnete Gebiet beschreibt den Standort des Porsche Werks. In grüner Farbe wird das Werksgebiet von Bosch gezeigt und in rot ist das Mercedes Werk samt der Daimler AG Zentrale dargestellt.

Anm. der Red.: Diese Abb. wurde aus urheberrechtlichen Gründen entfernt.

Abb. 1: Standort der Praxis „Nutrition – just in time" (erstellt mit https://www.google.de/maps)

1.2 Beschreibung des Unternehmenstyps

Das international erfolgreiche Unternehmen „Nutrition – just in time" hat eine sehr präzise ausgewählte Zielgruppe und ein speziell daran angepasstes Produkt- und Leistungsportfolio. Durch den hohen Grad an Spezialisierung ist bei diesem Unternehmenstyp branchenweit kein direkter Konkurrent für einfache Ernährungsberater oder allgemein aufgestellte Ernährungspraxen. Das Unternehmen zeichnet sich außerdem durch seine besonders intensive Kooperation mit großen Automobil-, Bank-, Informationstechnologie- sowie Technikunternehmen aus und das nicht nur im klassischen Angebot, sondern auch durch sein Zusatzangebot zur Prävention und kooperierenden Sport- und Gastronomieanbietern. Es gibt nicht nur vom Arbeitgeber geförderte Programme, sondern auch Abstimmungen des Essensangebots der firmeninternen Mensen und Essensautomaten. Sollte bei einem der höheren Manager oder Vorstandsmitgliedern im halbjährigen Gesundheitscheck eine Tendenz zu ungesundem Übergewicht entdeckt werden sind einige durch den Arbeitsvertrag des Weiteren dazu angehalten ihre Lebensweise entsprechend anzupassen, so dass diese Tendenz in zukünftigen Kontrollen nicht mehr auftaucht. Auch hier tritt die Praxis durch ihre enge Kooperation direkt in den Vordergrund und wird entsprechend direkt empfohlen. Unter anderem durch diese Einflüsse haben sich drei strategische Geschäftsfelder der „Nutrition – just in time" Unternehmensgruppe herausgebildet. Zum einen gibt es das klassische Ernährungsberatungsangebot, welches bei akuten Symptomen von unausgewogener oder ungesunder Ernährung Anwendung findet. Dieses inkludiert die Aufnahme und Messung des aktuellen Ist-Zustandes. Hervorzuheben gilt, dass die Zielgruppe charakteristisch einem hohen Stressniveau ausgesetzt ist. Darauf folgt die Bearbeitung des Anamnesebogens, welcher vor allem auch die spezifischen Bedürfnisse unserer Nieschenzielgruppe besonders ausführlich thematisiert, unter Betreuung der Fachkräfte. Danach werden dann die Essgewohnheiten anhand einer einwöchigen Ernährungsdokumentation analysiert. In der nächsten Woche werden dann anhand der gewonnenen Erkenntnisse über die Ernährungsgewohnheiten mit dem Kunden Zielwerte beziehungsweise ein Soll-Zustand ausgemacht und entsprechende Maßnahmen abgeleitet. Neben dem klassischen Ernährungsberatungsangebot ergänzt ein weiteres Geschäftsfeld - das Präventivprogramm – die Angebotspalette der Unternehmensgruppe. Dieses Angebot inkludiert den kompletten Leistungsumfang des klassischen Angebots. Aufgrund der Ausgangssituation sind hier allerdings sämtliche Maßnahmen und Zielsetzungen längerfristig geplant. Außerdem wird dieses Programm über einen Zeitraum von zwei Jahren und monatliche Check Ups ergänzt. Beim Präventivangebot liegt insbesondere noch mehr Fokus auf Wissensvermittlung im Bereich Ernährung und es wird außerdem kontrolliert, dass ein Mindestmaß an sportlicher Ertüchtigung absolviert wird. Als letzte Spezifika gilt die Wissensvermittlung zu erwähnen, welche im Rahmen des Präventivprogramms eine besondere Bedeutung erhält. Neben den Kontrollen wird hier nämlich auch der Grundstein für Bewusstsein von ausgewogener Ernährung gelegt, was den langfristigen Erfolg der Ernährungsberatung garantiert. Das letzte Geschäftsfeld wird durch das Baukastensystem an Zusatzleistungen beschrieben. Beide zuvor genannten Geschäftsfelder können durch das Baukastensystem mit stimmigen Zusatzleistungen ergänzt werden. Die Zusatzleistungen beschreiben die mobile Coaching App der Unternehmensgruppe. Auf welcher Kunden ihr Ernährungstagebuch direkt am Handy immer und überall ausfüllen können und Ihren Erfolg durch die Messungen in der Praxis auf ihrem Smartphone abgebildet haben. Des Weiteren verfügt die App über einen integrierten Nachrichtendienst durch welche Fragen rund um die Uhr gestellt werden können und sofort von dem zentralen Servicedienstleister der Unternehmensgruppe beantwortet werden. Eine weitere Dienstleistung beschreibt die erhöhte Frequenz von Messungen und Nachfolgeberatung in der

Praxis. Diese Option kann auf Wunsch unter der Bezeichnung „Allround Support" hinzugebucht werden, umso ein noch besseres Ergebnis und frequentere Ergebnisskontrollen zu gewährleisten. Der nächste Baustein ist die Nutzung der „Nutrition – just in time" Kooperation „Anywhere – Any time" mit lokalen (gehobenen) und gesunden Restaurants. Hier gibt es jeder Zeit schnelle und leckere Gerichte die unter speziellen Gesichtspunkten für die Zielgruppe des Unternehmens „Nutrition – just in time" konzipiert wurden. Diese Gerichte werden gesondert mit der Praxis abgerechnet und diese erhält eine Gewinnbeteiligung pro verkauftem Gericht. Dieses Angebot ist des Weiteren nur durch Vorzeigen der Mitgliederkarte von „Nutrition – just in time" möglich und wird erst bei Buchung der Zusatzdienstleistung aktiviert. Ein weiteres Modul im Baukastensystem wird durch die Kooperation mit EMS Studios und Personaltrainern, die auf intensive und kurze Programme spezialisiert sind, beschrieben. Dieses Modul nennt sich „Muscle up – now" und funktioniert ähnlich wie das Programm „Anywhere – any time". Die Unternehmensgruppe verdient bei der Kooperation mit den Partnern einen Teil vom Umsatz des Kunden und sorgt gleichzeitig dafür, dass der Trainer oder das Studio mehr Auslastung und weniger Kosten im Marketing hat und im Idealfall ein neues Mitglied gewinnt. Hierfür gibt es natürlich auch ein Prämiensystem. Die Orientierung an Unternehmen und den Bedürfnissen der Unternehmen sowie ihrer leitenden Angestellten führt dazu, dass sich die Unternehmensgruppe gegen über dem wachsenden Angebot an Ernährungsberatern durchsetzen kann (Radtke, 2020).

Tab. 1: Geschäftsfelder, Produkte und Dienstleistungen (eigene Darstellung)

Geschäftsfelder	Produkte und Dienstleistungen
Ernährungsberatung	- klassische Ernährungsberatung: Ist-Soll-Analyse, Beratung und Maßnahmen, Beweggrund: akute Symptomatik und akuter Handlungsbedarf, Fokus: Problemlösung
Präventive Ernährungsberatung	- Präventive Ernährungsberatung: Inkludiert den Leistungsumfang der klassischen Ernährungsberatung, Fokus: Prävention, Nachhaltigkeit, Wissensvermittlung, Routine und den sportlichen Aspekt; wird auf zwei Jahre geplant
Baukastensystem	- Coaching App (samt Betreuung) - Allround Support (Mehr Messungen, Wissensvermittlung und Beratungen) - Zusatzangebot „Anywhere – Any time" mit gesunden Essensangeboten in kooperierenden Restaurants - Zusatzangebot „Muscle up – now" mit Kooperationen von Sportangeboten exakt für das Klientel von „Nutrition – just in time"

2 Phase der strategischen Zielplanung

2.1 Unternehmerische Vision / Mission / Grundwerte

Das Unternehmen „Nutrition – Just in time" wird von einem klaren Leitbild getragen. „Eine gesunde, abwechslungsreiche und leckere Ernährung ist selbst für Menschen, die einen minimalen zeitlichen Aufwand für Essenszubereitung betreiben wollen oder können möglich und passt in wirklich jeden noch so knappen Zeitplan." Lautet die Vision von „Nutrition – Just in time". Mit seiner Vision zielt das Unternehmen bewusst auf eine Nische im breiten Markt der Ernährungsberater ab. Diese Nische hat allerdings gesellschaftlich im 21.Jahrhundert nicht nur durch berufliche Felder, sondern auch das sich stetige verändernde Wertesystem der Gesellschaft an Bedeutung gewonnen und bietet auch weiterhin noch ein Wachstumspotenzial. Die Mission des Unternehmens ist „Wir finden Möglichkeiten für jedes zeitliche Budget das beste aus deiner Ernährung für dich herauszuholen, denn deine Gesundheit ist unsere Kompetenz." In der Mission des Unternehmens wird deutlich, dass reines theoretisches Wissen nicht alles ist. Die kreative Umsetzung von guten Ernährungstipps unter Beachtung der knappen Ressource Zeit, was meist dem Job geschuldet ist, beschreibt die Kernaufgabe der Unternehmung. Dies macht die Ernährungsberatung bei „Nutrition – just in time" zu einer sehr individuellen Dienstleistung die facettenreich und interessant ist, wodurch nicht nur die Expertise des Unternehmens als solches, sondern auch jedes einzelnen Mitarbeiters tagtäglich weiterwächst. In den Grundwerten spiegelt sich das flexible Aufgabenfeld der Mitarbeiter der Praxis wider. Der wichtigste Grundwert ist die Lösungsorientierung, welche vor allem unter Einschränkung von Zeit und Ort bei der Ernährungsplanung eine elementare Rolle spielt. Dieser Wert wird gefolgt von Effektivität und evidenzbasierten Methoden. Tipps der Ernährungsberater sind von der Maxime geprägt, dass sie einen größtmöglichen Einfluss auf die Zielerreichung des Kunden haben und einen wissenschaftlich fundierten Ursprung haben. Ein nächster Grundwert ist Praktikabilität. Die Tipps der Ernährungsberater sollen immer möglichst leicht umsetzbar sein. Da nur angewandte Maßnahmen ein Ergebnis zur Folge haben. Zusammenfassend platziert sich „Nutrition – just in time" mit seiner Lösung für eine an Bedeutung gewinnende Herausforderung mit innovativem Konzept in einem Nischenmarkt. Die Grundwerte Lösungsorientierung, Effektivität und Praktibilität unterstützen die Zielsetzung der Mission zeiteffektiv Lösungen zu vermitteln. Die Strategie des Unternehmens kopiert das Konzept von EMS Studios von Bodystreet die von 2013 bis 2020 ein enormes Wachstumspotenzial bewiesen haben, indem sie von 136 auf 290

Standorten gewachsen sind (Zeppenfeld, 2021b) und bedient sich ebenso an einem Konzept mit knappen Zeitaufwand beziehungsweise der knappen Ressource Zeit einen großen Mehrwert für den Kunden zu generieren.

2.2 Strategische Zielplanung

Bei der Betrachtung der strategischen Zielplanung des Unternehmens wird klar, dass die Unternehmensgruppe weiter expandieren will. Das erste Ziel ist die stetige Expansion, bei der darauf abgezielt wird sämtliche Städte, die große Wirtschaftsstandorte der Automobil-, Bank-, Informationstechnologie- oder Technikstandorte abbilden. Präziser wird die Erschließung der Schweiz mit mindestens drei neuen Standorten innerhalb des nächsten Jahres genannt. Dies hat primär den Hintergrund, dass das Unternehmen seinen Kunden auch bei Geschäftsterminen in anderen Regionen Lösungen schaffen will eine bestmögliche Ernährung und Betreuung einzuhalten. Das zweite Unternehmensziel ist die Ausweitung der Kooperation „Anywhere – any time" auf weitere Restaurants, Caterer und Imbissgeschäften. Auch das soll mehr Flexibilität geben gesundes Essen unter allen Umständen konsumieren zu können. Geplant ist die Kooperation mit einigen Franchisesystemen, die es sich zur Aufgabe gemacht haben den Menschen gesunde Nahrung anzubieten. Ziel ist es das aktuelle Angebot innerhalb der nächsten zwei Jahre auf 210 Partner für das Zusatzangebot zu verdreifachen. Des Weiteren soll präventive Ernährungsberatung das Hauptgeschäft des Unternehmens werden und bis zum Ende des Jahrzehnts einen prozentualen Anteil von 75 Prozent der Kunden von „Nutrition – just in time" ausmachen. Dieses Ziel ist stark verknüpft mit der Vision des Unternehmens, dass es immer eine Möglichkeit gibt sich gesund zu ernähren ohne Kompromisse. Wenn diese Einstellung im Kunden fest verankert ist bevor er körperliche Einschränkungen von schlechter Ernährung trägt, wird der Kunde aktiv mehr Mittel und Wege suchen und finden. Aus dem Ergebnis resultiert dann eine starke Weiterempfehlungsbereitschaft unteranderem an Charaktere, die vermutlich in ihrem nie daran gedacht hätten ein präventive Ernährungsberatung in Anspruch zu nehmen, was langfristig den Unternehmenserfolg sichert und das Unternehmen durch geringere Ausgaben für Marketing noch profitabler macht. Das vierte Unternehmensziel der „Nutrition – just in time" Unternehmensgruppe ist der Bedeutungszuwachs der Ernährungsberatung für einen gesunden Mitarbeiter. Aktuell fördern etwa 30 Prozent der kooperierenden Unternehmen die Ernährungsberatung für ihre Mitarbeiter. Ziel ist es, dass dieser relative Anteil auf mindestens über 50 Prozent steigt, weil die Unternehmen die Bedeutung von gesunden Mitarbeitern für die Produktivität im

Arbeitsalltag noch besser verstehen. Interne Studien hierfür wurden bereits eingeleitet und mit kooperierenden Firmen abgestimmt. Sobald diese aussagekräftig sind wird damit an die entsprechenden noch nicht kooperirenden Firmen herangetreten. Ein zeitlicher Rahmen hierfür sind die nächsten fünf bis acht Jahre.

2.3 Branchenvergleich

Im Folgenden wird die Unternehmensgruppe mit anderen Unternehmend der Branche in puncto Unternehmensmission, Vision und Werte verglichen.

Tab. 2: Darstellung anderer Unternehmen der Branche samt Vision, Mission und Werten (eigene Darstellung)

Unternehmen	Vision	Mission	Werte
Oviva	„Wir wollen mehr als 50 Millionen PatientInnen weltweit bis 2025 helfen, gesünder und glücklicher zu leben." (Oviva GmbH, 2021)	„Wir wollen die beste Ernährungstherapie anbieten. Dazu nutzen wir unser Team qualifizierter BeraterInnen und innovative Technologie." (Oviva GmbH, 2021)	„Wir geben der PatientIn erste Priorität", „Wir beginnen mit Evidenz, messen und verbessern", „Wir erreichen Erfolge immer gemeinsam"(Oviva GmbH, 2021)
kianava	„Eine gesündere Gesellschaft zu ermöglichen." (Hashemian, 2021)	„Menschen zu helfen, ihr individuelles Gesundheitspotential bestmöglich und nachhaltig zu erreichen."(Hashemian, 2021)	„Empathisch, zugänglich, wissenschaftlich, sozial und vertrauensvoll."(Hashemian, 2021)
dg ernährungsberatung	„Gemeinsam kommen wir ans Ziel"(Iorfida, 2020)	„Mein Ziel ist es, dass sich meine Kunden in ihrem Körper wohlfühlen und mit sich zufrieden sind. Das kann man nur durch eine gesunde und ausgewogene Ernährung erreichen. Ich möchte den Menschen helfen, sich selbst zu helfen. Deswegen begleite ich sie auf ihrem Weg zu einer gesunden Ernährung."(Iorfida, 2020)	- Ehrlichkeit - Individualität - Kompetenz - Verbindlichkeit (Iorfida, 2020)

Beim Vergleich der Vision, Mission und den Werten der Unternehmensgruppe traten einige Gemeinsamkeiten sowie auch strukturelle Unterschiede auf. Die Vision des Unternehmens stellt den zeitlichen Aspekt klar in den Vordergrund, das ist bei den Vergleichsparteien nicht der Fall ist. Die Parallele zur Vision von kianava ist in einer gesunden

Gesellschaft wahrzunehmen. Die Unternehmensgruppe legt allerdings ihre Zielgruppe indirekt in der Vision offen in dem sie keinen gesellschaftlichen Ansatz verfolgt, sondern speziell die Nische Zeitknappheit und Unabhängigkeit anspielt. Bei der Mission der anderen Unternehmen treten bei oviva qualifiziertes Personal und Technik in den Vordergrund und bei dg ernährungsberatung wird besonders auf das Wohlbefinden und die Selbsthilfe eingegangen. Eine Parallel tritt erneut mit der Mission von kianava auf, die das Gesundheitspotenzial jedes Menschen nutzen will. Unterscheidend ist hier allerdings wieder der gesamtheitlichere Ansatz im Vergleich zu „Nutrition – just in time". Während die Werte der Vergleichsunternehmen eher zwischenmenschliche Werte und Herausarbeitung der Kompetenz der Berater sind, richtet das Unternehmen seinen Fokus auf aussagekräftige Ergebnisse und wissenschaftliche Methodiken und macht dafür Einbußen bei der persönlichen Ebene. Dies kann zurückzuführen sein auf die unterschiedliche Wahl der Zielgruppe. Beim Patientenfokus und der Individualität lassen sich Parallelen zur Praktikabilität und Lösungsorientierung ziehen.

Generell fällt auf, dass das Unternehmen seine Nischenplatzierung sowohl in seiner Vision und Mission vertritt und es sich damit von den anderen Unternehmen unterscheidet. Die Intention sich dadurch vom Wettbewerb abzuheben ist dem Unternehmen daher gelungen. Bei den Werten sollte das Unternehmen überdenken, ob die Aufnahme von Werten wie persönliche Beziehung oder dem Wert Empathie sich ins aktuelle Unternehmenskonzept aufnehmen oder integrieren lassen, da diese Potenzial für die Unternehmensgruppe beinhalten.

3 Phase der strategischen Analyse und Prognose

3.1 Branchenstrukturanalyse

Tab. 3: Five-Forces Modell am Beispiel von „Nutrition – just in time" (eigene Darstellung)

Wettbewerbskräfte	Auswirkungen	Begründung
Potenzielle Mitbewerber	Leichte Auswirkungen	- Konstant treten neue Mitbewerber in den Markt ein ein sprunghafter Zuwachs ist allerdings nicht zu verzeichnen (Radtke, 2020), - Abschwächung dessen Auswirkungen durch ein wachsendes Kooperationsnetzwerk

Mitbewerber	Mittelstarke Auswirkungen	- Klassische Ernährungsberater decken meist umfassendere Tätigkeitsfelder ab und können, daher interessanter sein für Kunden - Das Spezialisierungsfeld ist aufgrund der hohen Kaufkraft sicher für Ernährungsberater, die sich auf hochpreisige Segmente spezialisieren interessant
Ersatzprodukte	Mittlere Auswirkungen	- Die Anzahl an durch Übergewicht verursachten Einschränkungen die operativ Behandelt werden steigt stetig (Statista Research Department, 2016) - Präventivprogramme können für Krankenkassen eine Alternative zu kostspieligen Operationen bilden (Hauner, 2009, 854 ff.)
Kunden	Leichte Auswirkungen	- Deutschlandweiter Trend zu steigendem der Anteil der Übergewichtigen, im Zeitraum von 1999 bis 2017 um 7,7 Prozent (Bolkart, 2021)
Zulieferer	Leichte Auswirkungen	- Da eine Wechselbeziehung zwischen dem Zusatzangebot von „Nutrition – just in time" und den Mensen, Restaurants, EMS Studios, Personaltrainern besteht kann es Auswirkungen geben, diese Auswirkung kann durch andere Anbieter und die Wahlmöglichkeit von Anbietern gesenkt werden, da die Anzahl der Analgen in der Fitnessbranche mit Außnahme des Jahres 2020 stetig gewachsen ist (Zeppenfeld, 2021a) und die Anzahl der Gastronomieunternehmen wenig stark verändert ist (Graefe, 2021)

3.2 SWOT-Analyse

Tab. 4: Unternehmensanalyse (eigene Darstellung)

Stärken	Schwächen
- Spezialisierung auf Prävention - Hoch qualifiziertes Personal	- Teures Fachpersonal - Keine Spezialisierung auf Symptome von schlechter Ernährung

Tab. 5: Umweltanalyse (eigene Darstellung)

Chancen	Risiken
- Wachsende relative Anzahl übergewichtiger Menschen (Bolkart, 2021) - Epidemische Adipositasausprägung in Deutschland lässt sich nur durch Prävention in den Griff bekommen (Hauner, 2009, S. 865)	- Wachstum der Branche und damit auch der Konkurrenz (Radtke, 2020) - Wachsendes Anzahl Gesundheitsbewusster Menschen (von 20,3 auf 21,4 Millionen in Deutschland im Zeitraum von 2017 bis 2021) (Pawlik, 2021)

Tab. 6: SWOT-Matrix (eigene Darstellung)

	Stärken: - Spezialisierung auf Prävention und Zeitaspekt - Hoch qualifiziertes Personal	**Schwächen:** - Teures Fachpersonal - Kein speziell auf Symptomatik von schlechter Ernährung angepasstes Angebot
Chancen: - Epidemische Adipositasausprägung nur durch Prävention behandelbar - Wachsender Anteil an übergewichtigen Menschen in der Gesellschaft	**Stärken-Chancen Strategien:** - Anbieten von Präventionsangebot unter Aspekt von Prävention und Zeitmangel - Angebot flexibel für übergewichtige Menschen ausbauen durch qualifiziertes Personal	**Schwächen-Chancen Strategien:** - Personal durch Angebot von Präventionsangeboten mehr Auslasten um Leerlauf zu vermeiden - Zusammenarbeit mit anderen spezialisierten Ernährungsberatern und Überweisungen von Kunden in und von klassischen Ernährungsberatern (Gegenseitige Anerkennung von Kompetenzen)
Risiken: - Konkurrenzdruck durch Branchenwachstum - Wachsendes Gesundheitsbewusstsein der Bevölkerung	**Stärken-Risiken Strategien:** - Besetzung der wachsenden Nische durch Expertise und Expansion - Ausbau von Wissensvermittlungsangeboten im Rahmen von Gruppenkursen	**Schwächen-Risiken Strategien:** - Qualitätsführerschaft in der Nische anstreben umso direkten Konkurrenzdruck und Preiswettkampf zu vermeiden - Steigendes Gesundheitsbewusstsein im Marketing nutzen um Menschen zum Präventionsangebot zu bewegen, um weniger Kunden mit ernährungsbedingten Symptomatiken zu haben

3.3 Zielplanung

Die Zielplanung des Unternehmens wird im Folgenden mit den Ergebnissen der durchgeführten Analyse bearbeitet. Das erste Ziel von drei neuen Standorten in der Schweiz ist mit den Ergebnissen der Analyse als realistisch zu beurteilen. Ein Angriffspunkt ist lediglich die Überprüfung, ob die Attraktivität an drei Standorten in der Schweiz gegeben ist, es wird davon ausgegangen, dass diese für unser höherpreisiges Angebot aufgrund der beinahe doppelt so hohen Kaufkraft pro Kopf wie in Deutschland gewährleistet ist, da diese sich mittlerweile eingependelt hat (Rudnicka, 2020). Das zweite Ziel in den nächsten zehn Jahren 210 Partner für Kooperationen zu haben und damit die Anzahl zu verdreifachen ist ein Ziel, welches noch erfolgswirksamer ist, wenn sich auf große Unternehmensgruppen, Franchisesystem und Ketten mit standortübergreifenden Kooperationsmöglichkeiten fokussiert wird. Es sollte in Erwägung gezogen werden, dass ein gewisse Anzahl an Kooperationspartnern für Sport- und Restaurantangebote an potenziellen Standorten für Kooperationspartner vorhanden sein oder geschaffen werden müssen. Das würde dem Angebot von „Nutrition – just in time" einen noch größeren Mehrwert bieten als eine hohe Anzahl kooperierender regionaler Einzelangebote. Bei Betrachtung des Ziels das präventive Angebot auszubauen und zu fördern bis es 75 Prozent vom Umsatz ausmacht fällt wie im vierten Ziel der Erhöhung der relativen Anteile der Förderung von 30 auf 50 Prozent auf, dass es eine starke Abhängigkeit vom Faktor Arbeitgeber der Kunden und Entwicklung des Gesundheitssystems gibt. Generell ist dieser Faktor primär durch Aufklärungsarbeit und das deutliche Zeigen von Mehrwert und Nutzen für den Arbeitgeber positiv zu beeinflussen. Bei diesem Ziel gilt die Erfolg davon als besonders abhängig von gesellschaftlichen Erwartungen an den Arbeitgeber, gesellschaftlicher Bedeutung von Gesundheit und der Überzeugungsarbeit der Unternehmensgruppe, dass die Arbeitgeber gesündere und produktivere Mitarbeiter haben. Das Ziel der Prävention lässt sich besser Verfolgen in dem das Unternehmen sich noch gezielter ausrichtet und aktiv nach Möglichkeiten sucht. Das Ziel kann auch attraktiver gemacht werden indem der Weg zur erreich des Ziels mehr Wertigkeit bekommt und beeinflussbarer wird. Dies kann durch die Erschließung neuer Kooperationen mit Fokus auf Prävention und daraus resultierendem Kundenstamm funktionieren. Das hätte unteranderem auch einen positiven Einfluss auf Anhebung der Förderungen durch den Arbeitgeber. Dieses Ziel muss ebenso fein justiert oder greifbarer gemacht werden, damit es zielgerichteter verfolgt werden kann.

Tab. 7: Bewertung der Strategien nach Müller-Stewens und Lechner (2011, 322 ff.) (eigene Darstellung)

	Angemessenheit	Zielerreichung	Durchführbarkeit	Konsistenz
Ziel 1: Expansion	Sehr gut	Gut	Sehr gut	Sehr gut
Ziel 2: Ausbau des Netzwerks	Verbesserungswürdig	Sehr gut	Gut	Gut
Ziel 3: Prävention als Angebot	Gut	Durchschnittlich	Verbesserungswürdig	Sehr Gut
Ziel 4: Förderung durch Arbeitgeber	Gut	Durchschnittlich	Verbesserungswürdig	Gut

4   Phase der Strategieformulierung

4.1 Strategieformulierung

Die Unternehmensgruppe „Nutrition – just in time" verfolgt auf Unternehmensebene eine Wachstumsstrategie (Becker, 2018, S. 122). Dies wird nicht nur durch die Planung der Eröffnung weiterer Standorte deutlich, sondern auch in der Planung der Ausweitung der Kooperationsmöglichkeiten und Geschäftspartner. Auf Geschäftsbereichebene verfolgt das Unternehmen mit seiner eher kleinen dafür klar definierten Zielgruppe und seinem speziell daran angepassten Angebot die Nischenstrategie. Die Unternehmensgruppe wird langfristig mit ihrem Nischenprodukt und den damit einhergehenden Spezialisierungen einen lukrativen Markt erschließen können (Nagel & Wimmer, 2009, S. 217). Das Unternehmen sollte daher insofern seinem Produkt und Ausrichtung auf die genannte Zielgruppe treu bleiben und die Zielgruppen spezifische Qualitätsführerschaft anstreben, da die Zielgruppe auf Grund des Einkommens keinen limitierenden Faktor darstellt. Die Produkt-Markt-Strategie ist bei der Unternehmensgruppe wird durch eine Mischform aus Produkt- und Marktentwicklungsstrategie beschrieben (Becker, 2018, S. 122). Da das klassische Produkt Ernährungsberatung weiterentwickelt wird zum Präventivprodukt und damit auch Kundengruppen erreicht, die sonst keine potenziellen Kunden wären. Die Zusatzmodule die in Form von Kooperationen mit Restaurants oder Mensen oder aber auch in Form von zeitsparender und zugleich effektiver körperlicher Betätigung bestehen so auf dem klassischen Ernährungsberatungsmarkt in diesem Umfang noch nicht. Die konglomeraten Kooperationen, die das Unternehmen mit seinen Zusatzleistungen bei den Kooperationspartnern in den Bereich Gastronomie und Sport hat, sind erwähnen, da sie ein Alleinstellungsmerkmal des Unternehmens beschreiben. In Sachen Wettbewerbsstrategie setzt das Unternehmen auf die Nischenstrategie (Welge, Al-Laham & Eulerich, 2012, S. 213) und verfolgt durch seine Spezialisierung sowohl eine Zielgruppennische als auch eine Innovationsnische. Die Zielgruppennische liegt in der Fokussierung auf wohlhabende Menschen mit wenig Zeit für Essenszubereitung und in Sachen Innovationsnische ist zum einen das Zusatzangebot mit den Kooperationen, die Ernährungsberatung unter zeitlichem Aspekt als auch die präventive Ernährungsberatung zu nennen.

4.2 Blue Ocean-Strategie

Das Unternehmen könnte mit dem Geschäftsmodell der Ernährungsberatung unter dem Aspekt limitierter Zeit in Ergänzung mit dem Baukastensystem um die Punkte Sport- und Restaurantkooperationen eine Blue Ocean-Strategie verfolgen. Auch die präventive Ernährungsberatung ergänzt dieses Programm ideal. Als Besonderheit an diesem System ist das Netzwerk an Kooperationen zu nennen, da dieses be- oder entschleunigende Wirkungskräfte mit sich bringt. Der Markt an klassischen Ernährungsberatern mit klassischen Spezialisierungen in Stuttgart ist bereits relativ gut abgedeckt. Diese spezialisieren sich meiste auf Adipositas, Gewichtsreduktion, Lebensmittelunverträglichkeiten und vertreten unterschiedliche Ansätze bei der Dienstleistung, damit ist der Zeiteffizienzansatz als solcher neu. Der Ansatz dieses Angebot online in Firmenkooperationen anzubieten macht für die Ausweitung des Marktes für diese neue Strategie Sinn, da eine Ortsunabhängigkeit entsteht und somit ein großflächiges Angebot dargestellt werden kann. Um Mitläufereffekte zu vermeiden sollte die Unternehmensgruppe vor der klassischen Expansion ihren Fokus noch auf den äußerst bedeutenden Aspekt der Ausweitung des Kooperationsnetzwerkes legen, da dieses letztendlich Alleinstellungsmerkmal wie Erfolgskriterium sein kann und das System schwieriger nachzuahmen oder zu kopieren ist, wenn ein entsprechend großes Netzwerk an Kooperationen hierfür eine Eintrittsbarriere darstellt. Das Unternehmen bringt aufgrund der genannten Potenziale und unter Berücksichtigung der genannten möglichen Gefahren großes Potenzial dafür mit erfolgreich eine Blue Ocean-Strategie umsetzen zu können.

5 Personalmanagement

5.1 Führungsverhalten

Als Führungsverhalten sollte an die individuelle Arbeit der Mitarbeiter angepasst sein. Da alle Mitarbeiter des Unternehmens hohe fachliche Kompetenzen und Vorerfahrungen mitbringen, sollte mindestens ein integrierender Führungsstil im Unternehmen vorherrschen. Ziel ist es allerdings, dass eine Praxis über den Lernprozess des Mitarbeiters über den partizipativen Führungsstil zum Delegationsstil geführt wird und dieser primär dann in einem eingespielten Team vor herrscht. Die Anforderungen an die Mitarbeiter und das Konzept erfordern ein hohes Maß an Individualität und Flexibilität auf Dauer kann dieses nur im Delegationsstil erreicht werden, da sonst final die Qualität des Angebotes darunter leidet. Um die Kreativität der Problemlösung bei der Dienstleistung der Erstellung von Ernährungsplänen unter Knappheit der Ressource Zeit zu fördern macht mindestens ein partizipativer Führungsstil Sinn, da die Mitarbeiter bei ihrer Aufgabe oftmals sehr kreativ sein müssen, was mit komplett mit einem autoritären Führungsstil nicht vereinbar wäre (Hinterhuber, 2004, 163 f.). Es ist für neue Mitarbeiter sinnvoll, diese von einem eher kooperativen Ansatz abzuholen und zu einem delegativen Ansatz zu begleiten, da diese sich sonst unter Umständen allein gelassen fühlen oder ungeeignet Erwartungshaltungen entwickeln (Meier, 2010, S. 164). In Sachen „Leadership-Style" wird ein visionärer Stil an die Führungskraft vorausgesetzt, da das Unternehmen das Produkt Ernährungsbera-tung mit kompletten neuen Ansätzen betrachtet. Züge eines partizipativen Stils sollten vor allem bei der Weiterentwicklung oder internen Schulungen zu tragen kommen, da in diesen Situationen die oberste Prämisse ist Wissen und Lösungen zu vermitteln zu bewer-ten und sich von den Gedanken der anderen inspirieren und helfen zu lassen (Scholz, 2014, S. 311). Ein kleiner Anteil des Führungsstils sollte Pacesetting Stil sein, damit die Mitar-beiter nicht nur kreativ sind, sondern auch stark in die Umsetzung dieser guten Ideen kommen. Dies steht in enger Anlehnung zu der Unternehmensvision und kommt vor al-lem bei Prozessen wie den Messungen zum Tragen, wobei wenig Kreativität benötigt wird (Goleman, 2000, 78 ff.). Die Führungsperson sollte folgende Charaktereigenschaf-ten mit sich bringen innovativ, offen für Veränderung, lösungsorientiert, flexibel, interes-siert und selbstbewusst. Die Eigenschaften Lösungsorientiertheit und Interesse sind vor allem für den klassischen Arbeitsalltag wichtig, da auch die Führungskraft im operativen Feld eingesetzt wird und den Mitarbeitern ein Vorbild sein soll. Flexibilität wird vor allem für den klassischen Arbeitsalltag von Vorteil sein, da in den kleinen Teams die Führungs-kraft alle Bereiche kennen sollte und im Bedarfsfall einspringen kann. Innovativ, offen für Veränderungen und Begeisterungsfähigkeit sind Charakteristika, die in der Entwick-lung des Unternehmens bereits eine große Rolle gespielt haben und diese auch in der Zukunft spielen werden, da das Angebot stetig weiterentwickelt wird. Die Führungskraft muss hier besonders geeignet sein diese Neuerungen dann auch erfolgreich an die Mitar-beiter zu kommunizieren und damit in die Umsetzung zu bringen. Hierfür wird ebenfalls das Selbstbewusstsein von Vorteil sein.

5.2 Recruiting

Der Recruitingprozess läuft folgenden Maßen ab. Das Unternehmen erhält zunächst Bewerbungen bis eine Gesamtanzahl von 20 Bewerbungen erreicht ist. In einem ersten Bearbeitungsschritt werden dann die Lebensläufe auf Qualifikationen und Erfahrungen gesichtet. Die zehn bis zwölf besten Bewerber werden darauf in ein Assesment Center eingeladen. Im Assesment Center werden die Eigenschaften der potenziellen Führungspersonen mit unterschiedlichen Mitteln getestet. In erster Instanz wird das Interesse des Bewerbers am Beispiel des Unternehmens geprüft indem sein Vorwissen zum Unternehmen erfragt wird und anschließend kurz wenig vertrauliche geplante Entwicklungen präsentiert werden. Zu Ende des Gesprächs werden hier zu noch zwei inhaltliche Fragen gestellt. Innovation, Flexibilität, Selbstbewusstsein und Begeisterungsfähigkeit werden in einer Projektaufgabe getestet, bei der der Bewerber sich überlegen darf wie er das aktuelle Angebot der Unternehmensgruppe und vor allem das Baukastensystem sinnvoll ergänzen würde. Dieses Projekt wird danach den Vertretern des Unternehmens sowie den Mitbewerbenden vom Bewerber vorgestellt und seine Aufgabe ist es diese zu überzeugen. Die Lösungsorientiertheit wird anhand einer Alltagssituation mit einem Rollenspiel bei dem ein anderer Bewerber einen Kunden spielt geprüft. Der Kunde hat eine Lebensmittelunverträglichkeit und wie die klassische Zielgruppe des Unternehmens sehr wenig Zeit seine Nahrung zu zubereiten. Die Offenheit für Veränderungen wird mit zwei frei erfundenen Konzeptänderungen des Unternehmens und der Erfragung der Bereitschaft diese Veränderungen mit zu tragen überprüft. Der Bewerber soll erklären wie er diese Veränderungen seinen Mitarbeitern, die von den anderen Bewerbern Rollen zugewiesen bekommen und so reagieren sollen wie echte Mitarbeiter, kommunizieren würde. Die Bewerber erhalten für jede Aufgabe Punkte, diese sind nach Bedeutung der jeweiligen Charaktereigenschaft für das Unternehmen gewichtet. Zum Schluss werden die Ergebnisse der Bewerber ausgewertet und die zwei besten Bewerber werden für die Praxisleitung und die Stellvertretung ausgewählt.

6 Literaturverzeichnis

Becker, F. G. (2018). *Strategische Unternehmungsführung. Eine Einführung : mit zahlreichen Abbildungen, Aufgaben und Lösungen* (ESV basics, 5., neu bearbeitete Auflage). Berlin: Erich Schmidt Verlag.

Bolkart, J. (2021). *Anteil von Übergewichtigen* in Deutschland nach Bundesländern in den Jahren 1999 bis 2017,* Statistisches Bundesamt. Zugriff am 02.11.2021. Verfügbar unter https://clntmxe7g5bqx6xdhv62-sjc.bibliothek.dhfpg.de/statistik/daten/studie/256599/umfrage/bmi--anteil-der-uebergewichtigen-in-deutschland-nach-bundeslaendern/

Goleman, D. (2000). *Leadership That Gets Results (Harvard Business Review Classics)* (Harvard Business Review Classics). Boston: Harvard Business Review Press.

Google. (2021). Google Maps - Routenplaner. Zugriff am 02.11.2021. Verfügbar unter https://www.google.de/maps/

Graefe, L. (Statistisches Bundesamt, Hrsg.). (2021). *Anzahl der umsatzsteuerpflichtigen Unternehmen in der Gastronomie* in Deutschland von 2002 bis 2019.* Zugriff am 02.11.2021. Verfügbar unter https://clntmxe7g5bqx6xdhv62-sjc.bibliothek.dhfpg.de/statistik/daten/studie/275585/umfrage/unternehmen-in-der-gastronomie-in-deutschland/

Hashemian, S. (2021). *Kiavana - Über Uns.* Zugriff am 02.11.2021. Verfügbar unter https://kianava.de/uber-kianava

Hauner. (2009). *Fortbildung innere Medizin. Adipositas.* Verfügbar unter https://clntmxe7o9pidntm8pb7od-foc.bibliothek.dhfpg.de/content/pdf/10.1007/s00063-009-1182-8.pdf

Hinterhuber, H. H. (2004). *Strategisches Denken. Vision, Unternehmenspolitik, Strategie* (De-Gruyter-Lehrbuch, Bd. 1, 7., grundlegend neu bearb. Aufl.). Berlin: de Gruyter.

Iorfida. (2020). *Über Mich.* Verfügbar unter https://dg-ernaehrungsberatung.de/ueber-mich/

Meier, H. (2010). *Unternehmensführung. Aufgaben und Techniken betrieblichen Managements : Unternehmenspolitik und strategische Planung, Unternehmensplanung und Organisation, Human Resources Management* (NWB Studium, 4., vollständig überarbeitete und erweiterte Auflage). Herne.

Müller-Stewens, G. & Lechner. (2011). *Strategisches Management. Wie strategische Initiativen zum Wandel führen; der St. Galler General-Management-Navigator*

(EBL-Schweitzer, 4., überarb. Aufl.). Stuttgart: Schäffer-Poeschel. Verfügbar unter http://swb.eblib.com/patron/FullRecord.aspx?p=1402574

Nagel, R. & Wimmer, R. (2009). *Nagel; 5.A. Strategieentwicklung. Modelle und Instrumente für Berater und Entscheider.*

Oviva GmbH. (2021). *Unternehmensprofil - Über Uns.* Zugriff am 02.11.2021. Verfügbar unter https://oviva.com/de/de/unternehmensprofil/

Pawlik, V. (IfD Allensbach, Hrsg.). (2021). *Anzahl der Personen in Deutschland, die sehr auf ihre Gesundheit achten (Gesundheitsbewusste), von 2017 bis 2021.* Zugriff am 02.11.2021. Verfügbar unter https://clntmxe7g5bqx6xdhv62-sjc.bibliothek.dhfpg.de/statistik/daten/studie/272609/umfrage/gesundheit-anzahl-der-gesundheitsbewussten-in-deutschland/

Radtke, R. (Bundesagentur für Arbeit, Hrsg.). (2020). *Anzahl der beschäftigten Ernährungsberater in Deutschland bis 2020.* Verfügbar unter https://clntmxe7g5bqx6xdhv62-sjc.bibliothek.dhfpg.de/statistik/daten/studie/520522/umfrage/anzahl-der-beschaeftigten-ernaehrungsberater-in-deutschland/

Rudnicka (GfK, Hrsg.). (2020). *Kaufkraft je Einwohner in Deutschland, Österreich und der Schweiz von 2012 bis 2020.* Zugriff am 03.11.2021. Verfügbar unter https://clntmxe7g5bqx6xdhv62-sjc.bibliothek.dhfpg.de/statistik/daten/studie/546352/umfrage/kaufkraft-pro-einwohner-in-dach-region/

Scholz, C. (2014). *Grundzüge des Personalmanagements* (2., überarb. Aufl.). München: Vahlen Franz. Verfügbar unter http://www.elibrary.vahlen.de/index.php?dokid=8771

Statista Research Department (DAK, Hrsg.). (2016). *Anzahl stationärer adipositas-chirurgischer Eingriffe in Deutschland nach Verfahren in den Jahren 2006 bis 2014.* Zugriff am 02.11.2021. Verfügbar unter https://clntmxe7g5bqx6xdhv62-sjc.bibliothek.dhfpg.de/statistik/daten/studie/712380/umfrage/anzahl-stationaerer-adipositas-chirurgischer-eingriffe-in-deutschland/

Welge, M. K., Al-Laham, A. & Eulerich, M. (2012). *Strategisches Management. Grundlagen - Prozess - Implementierung* (Lehrbuch, 6., überarbeitete und aktualisierte Auflage): Gabler.

Zeppenfeld, B. (2021a). *Anzahl der Anlagen in der Fitnessbranche in Deutschland von 2008 bis 2020,* DSSV, Deloitte, Deutsche Hochschule für Prävention und Gesundheitsmanagement. Zugriff am 02.11.2021. Verfügbar unter https://clntmxe7g5bqx6xdhv62-sjc.bibliothek.dhfpg.de/statistik/daten/studie/6231/umfrage/anzahl-der-anlagen-in-der-fitness-branche/

Zeppenfeld, B. (DSSV, Hrsg.). (2021b). *Anzahl der EMS-Studios von Bodystreet in Deutschland von 2013 bis 2020.* Zugriff am 02.11.2021. Verfügbar unter https://clnt-mxe7g5bqx6xdhv62-sjc.bibliothek.dhfpg.de/statistik/daten/studie/1135237/umfrage/bodystreet-anzahl-der-ems-studios/

7 Abbildungs- und Tabellenverzeichnis

7.1 Abbildungsverzeichnis

7.2 Tabellenverzeichnis

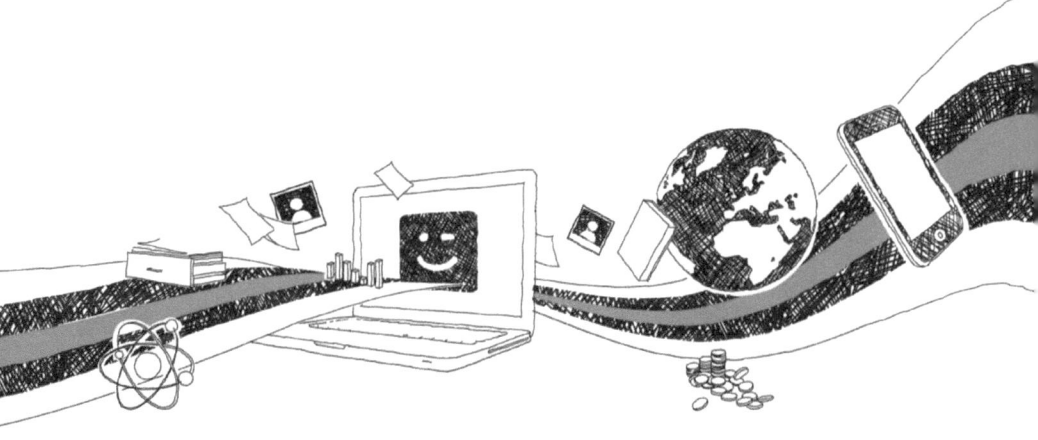
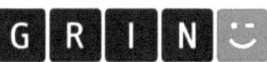